QUELQUES OBSERVATIONS

DE

RHUMATISME CÉRÉBRAL

PAR

O. DEBRICON

DOCTEUR EN MÉDECINE DE LA FACULTÉ DE PARIS

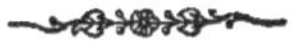

PARIS

ALPHONSE DERENNE

52, Boulevard Saint-Michel, 52

1881

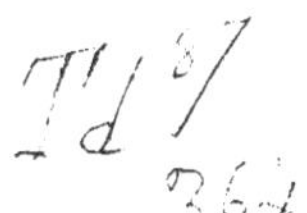

A MON PÈRE ET A MA MÈRE

Souvenir d'éternelle reconnaissance.

A MON COUSIN M. ADHÉMAR ROBERT

Interne des hôpitaux.

A MES AMIS

A MON PRÉSIDENT DE THÈSE

M. LE PROFESSEUR VULPIAN

Doyen de la Faculté de médecine de Paris,
Membre de l'Académie de médecine,
Médecin des hôpitaux,
Officier de la Légion d'honneur, etc...

A MON DERNIER MAITRE

M. LE DOCTEUR LECORCHÉ

Médecin de la Maison municipale de Santé.

A TOUS MES MAITRES DANS LES HOPITAUX

QUELQUES OBSERVATIONS

DE

RHUMATISME CÉRÉBRAL

AVANT-PROPOS.

Parmi les nombreux cas de rhumatismes articulaires aigus que nous avons pu observer pendant le courant de nos études, il en est quelques-uns qui nous ont frappé par la prédominance de leurs symptômes cérébraux. Étonné de la soudaineté des accidents et de la gravité de l'état dans lequel se trouvaient ces malades, nous avons cherché matière à explication ; mais nos recherches furent vaines et si tous les auteurs ont essayé de nous donner une pathogénie quelconque des accidents, aucun d'eux n'a cru pouvoir nous donner la sienne propre comme étant le dernier mot de la question.

Nous verrons en effet que les accidents, que nous avons

notés dans nos observations, ne peuvent nullement s'expliquer par les théories admises; et que si nous voulons essayer de trouver une explication quelque peu plausible des phénomènes observés, nous serons obligé de faire preuve d'éclectisme, c'est-à-dire d'invoquer l'une ou l'autre des pathogénies selon que le développement des accidents cérébraux nous paraîtra s'être produit sous l'influence de tel ou tel agent morbide.

Notre but cependant n'est pas de conclure, nous avons voulu à l'aide de nos observations établir au point de vue clinique l'état actuel de la question et montrer combien les différentes opinions se heurtent et se contredisent.

Nous avons donc saisi avec empressement l'occasion qui nous était offerte par notre cousin M. Adhémar Robert, interne des hôpitaux de Paris, de publier sur ce sujet quelques faits que nous avons pu observer avec lui, trop heureux si nous voyons nos observations être utilisées dans des recherches ultérieures destinées à éclaircir un sujet si intéressant mais si difficile.

Nous laisserons de côté la folie et la manie rhumatismales, ne voulant étudier qu'un côté de cette grande question : le rhumatisme cérébral dans ses accidents les plus aigus.

Nous ne voulons pas terminer cet avant-propos sans exprimer notre plus vive reconnaissance à notre cousin pour les observations qu'il a bien voulu nous communiquer et pour sa direction si sage et si éclairée qui ne nous a jamais fait défaut dès nos premiers pas dans la carrière médicale. Notre gratitude, si grande soit-elle, n'arrivera jamais à égaler celle qu'aurait droit de réclamer une bienveillance qui ne s'est jamais démentie et qui n'a fait que grandir à mesure que nous avancions dans nos études.

Nous offrons également nos remerciements les plus sincères à M. le professeur Vulpian qui a bien voulu accepter la présidence de notre thèse.

ANATOMIE PATHOLOGIQUE

N'ayant à présenter aucune autopsie de rhumatisme cérébral, nous laisserons de côté la description anatomo-pathologique des lésions qui ont été observées. Nous ne pourrions en effet que repéter ce qui a été exposé autre part : anémie, congestion, inflammation, suffusion séreuse, etc. ; encore a-t-on trouvé certains cas où malgré les recherches les plus minutieuses, l'autopsie ne présentait rien d'anormal : le cerveau était sain, ses membranes étaient saines, et le microscope ne révélait rien, sinon l'absence de lésions tout au moins appréciables. Nous passerons donc immédiatement à la description des différentes pathogénies dont l'extrême variété ne le cédera en rien à la multiplicité des lésions encéphaliques.

PATHOGÉNIE

Métastase. — Depuis longtemps en vogue, les métastases sont invoquées par tous les théoriciens dès que, étant en présence de deux affections qui se suivent et qui semblent se succéder, ils n'entrevoient entre elles aucune relation de cause à effet. Dans le rhumatisme cérébral, cette théorie est fondée sur la disparition instantanée et presque complète des douleurs articulaires aussitôt que les accidents cérébraux apparaissent.

Grisolle n'est pas éloigné de croire à la réalité de cette théorie : « Les anciens, dit-il, ne voyaient là que les effets d'une rétrocession ou d'une métastase du rhumatisme sur les organes intérieurs ; c'est ce qui semble en effet avoir lieu. » Et à l'appui de cette opinion il cite deux cas de Pinel et Andral qui ont vu une péritonite suraiguë se développer immédiatement après la disparition des douleurs articulaires.

Mais cette interprétation repose sur une observation insuffisante. Qu'y a-t-il en effet de surprenant que les douleurs articulaires diminuent quand l'encéphalopathie apparaît? Le trouble cérébral n'est-il pas suffisant pour expliquer l'anéantissement des perceptions sensorielles? Et à ce propos, nous citerons cette phrase d'Hippocrate : *duobus laboribus simul obortis, non in eodem loco, vehementior obscurat alternum.* Du reste, chez les malades morts de rhumatisme cérébral et chez lesquels on a noté cette disparition des douleurs articulaires, qu'on vienne à ouvrir les articulations, un examen minutieux fera voir clairement que la phlegmasie a toujours existé.

Nous n'avons jamais noté dans nos observations une disparition complète des douleurs. Les jointures (obs. I) sont toujours restées gonflées et bien que la douleur ait presque entièrement disparu, la rougeur et le gonflement ont toujours existé. L'articulation radio-carpienne (obs. II) qui était restée seule douloureuse avant l'apparition des accidents présente toujours après leur développpement une douleur vive à la pression, bien que le gonflement nous ait paru avoir diminué. Si nous n'avons remarqué (obs. III-IV) rien qui pût nous indiquer une diminution soit dans la douleur, soit dans le gonflement des articulations prises, nous devons dire que le rhumatisme dans ces deux cas était arrivé à la période de déclin ; et que, l'état des jointures s'étant beaucoup amélioré, une diminution des douleurs ou du gonflement devenait difficile à constater au milieu du trouble causé par les accidents cérébraux.

Hyperthermie. — Quelques médecins dans ces dernières années ont invoqué l'hyperthermie comme devant expliquer les manifestations cérébrales du rhumatisme. Se fondant sur de véritables succès obtenus au moyen de la médication par les bains froids, ils se sont cru autorisés à regarder les hautes températures qu'ils ont observées comme la cause immédiate des accidents, ils n'ont voulu voir en un mot dans les accidents cérébraux que le résultat de l'hyperpyrexie. Si nous sommes heureux de trouver un intérêt pratique dans leurs observations, devons-nous les suivre dans leur déduction théorique, c'est-à-dire rattacher les accidents cérébraux à un excès dans la calorification ? Devons-nous délaisser le terme de rhumatisme cérébral pour celui de rhumatisme hyperpyrétique ? Nous n'avons besoin pour réfuter cette théorie que de considérer nos observations où la température, ayant été prise avec grand soin, n'a pas dépassé au début des accidents 39° ou 39°,5. Nous avons pu noter, il est vrai, des températures plus hautes, mais elles n'ont existé que lorsque les accidents étaient déclarés ; elles n'avaient donc plus aucune raison pathogénique à ce moment. Mais encore devons-nous accuser une température de 40° ou de 40°,5 d'être la cause des accidents? Combien de fois dans certaines attaques de rhumatisme articulaire n'avons-nous pas observé des températures excessives qui cependant ne donnaient lieu ni au délire ni aux accidents cérébraux d'aucune sorte. Mais le délire lui-même coïncidant avec une haute température ne constitue pas le rhumatisme cérébral. Nous sommes heureux de rapporter ici ce cas de rhumatisme (obs. V) où nous voyons le délire produit par l'hyperpyrexie. Pendant quatre à cinq jours, la température n'est jamais descendue au-dessous de 39°,5, elle a toujours oscillé entre ce chiffre et ceux de 40°,5 et même 41°. Le délire se montrait chaque nuit : délire calme, caractérisé seulement par des rêvasseries ; le jour faisait disparaître ce délire qui recommençait la nuit suivante et toujours ainsi pendant toute la durée des hautes températures. En présence de ces accidents, on aurait pu songer à l'apparition possible d'un rhumatisme cérébral, mais dans ce cas l'aspect du malade, la marche et l'évolution de son rhumatisme, tout indiquait qu'il ne s'agissait pas encore tout au moins du rhumatisme cérébral.

Nous ne sommes donc pas de ceux qui pensent que l'augmentation de température soit ici un phénomène qui prime tous les autres et qu'on puisse considérer comme le principe, comme la cause première du délire et de la léthalité dans le rhumatisme cérébral.

Du reste, Maurice Raynaud, dans son observation qui a fait époque, a écrit : « Je ne me dissimule pas que cette explication de l'hyperthermie si plausible qu'elle soit ne se heurte à des difficultés sérieuses. Nous ne savons pas encore quel degré de chaleur est suffisant pour provoquer le délire. Nous savons bien que presque tous les rhumatisants avec délire intense sont accompagnés d'une haute température, mais la réciproque n'est pas vraie, et il n'est pas très rare de rencontrer des rhumatisants avec 40° et plus même et qui cependant ne déliraient pas. »

Si des températures de 40° et plus ne peuvent donner lieu au rhumatisme cérébral nous pouvons voir (obs. I, II) que les accidents cérébraux sont survenus au contraire au milieu de températures qui oscillaient entre 38°,5 et 39°,5.

Nous voyons, en effet (obs. I), la température au début être de 39°,4 et n'atteindre le chiffre de 40° que lorsque les accidents sont confirmés. Cette température de 40°,7 ne peut être incriminée puisque loin d'avoir précédé, elle n'a fait que se produire le surlendemain du jour où on avait déjà soupçonné les complications cérébrales.

La malade (obs. II) est prise le soir vers neuf heures d'un délire qui dure jusqu'à trois heures du matin. A la visite elle a 38°,4 et le soir 39°,6. Sont-ce là des températures suffisantes pour expliquer le délire de la veille? Ce ne sera que trois jours après que nous la verrons atteindre le chiffre de 41°,4 alors que les accidents cérébraux étaient confirmés depuis longtemps avec des températures de 38° et 39°.

Cardiopathies. — Les vulgarisateurs de cette théorie, tant en France qu'à l'étranger, se basent sur ce fait que chez les individus affectés de maladies organiques du cœur on a pu observer les mêmes phénomènes cérébraux que dans le rhumatisme. Toutes les cardites, d'après eux, peuvent retentir sur l'encéphale par l'intermédiaire du phrénique ou du pneumogastrique. Ils invoquent également la parésie ou l'asystolie cardiaque qui, nous l'avouons, peut dans certains cas, par suite d'une mauvaise irrigation encéphalique, produire des accidents convulsifs ou comateux ressemblant à ceux du rhumatisme cérébral ; mais ce n'est que dans les dernières phases de l'asystolie qu'on pourrait constater une similitude de symptômes, et peut-il en être de même ici où les lésions cardiaques immédiatement après leur apparition seraient la seule cause d'accidents si différents. Doit-on croire à une parésie ou une asystolie cardiaque chez un individu qui n'avait d'autre lésion qu'un léger souffle à la pointe ou à la base ? Les accidents cérébraux auraient donc lieu par une loi définie, par une cause ayant son siège dans le cœur ; mais, pourquoi tant de lésions cardiaques si avancées et si peu d'accidents cérébraux ? Ce n'est que très rarement qu'on pourra rencontrer chez un cardiaque même à la dernière période ces accidents si subits que présente le rhumatisme cérébral.

« S'il s'agit alors d'une cause instrumentale et non plus d'un processus morbide à lois ignorées, on est en droit de se demander pourquoi son action se manifeste d'une manière aussi exceptionnelle et avec d'aussi grandes variétés selon les époques » (*Béhier, Dict. de Dechambre, art. rhumatisme*).

Si nous avons dit plus haut : pourquoi tant de lésions cardiaques et si peu de rhumatismes cérébraux, nous pouvons dire encore : pourquoi tant de rhumatismes cérébraux sans lésions cardiaques ? Le cœur (obs. I) a été ausculté avec le plus grand soin et personne malgré les recherches les plus minutieuses n'a jamais pu reconnaître une lésion quelconque d'un des orifices. Le cœur était intact le premier jour, et cependant le malade délirait. Le lendemain, le délire continue et le cœur n'a rien encore, ce n'est que le surlendemain où, bien que l'auscultation ne révèle rien d'insolite, nous trouvons quelques intermittences du pouls. Invoquera-t on ces intermittences pour expliquer les accidents qui éclatent le lendemain ? Mais il faut songer que si les lésions cardiaques réagissent sur l'encéphale, les lésions de celui-ci peuvent à leur tour retentir sur le cœur. Ne prenons donc pas l'effet pour la cause et ne nous hâtons pas, en voyant l'apparition simultanée de l'encéphalopathie et de l'intermittence du pouls, de conclure que l'intermittence est la cause de l'encéphalopathie alors qu'elle n'en peut être que le résultat.

Invoquerons-nous (obs. II) l'asystolie cardiaque quand le cœur n'a jamais présenté ni irrégularité ni intermittence ? Ici bien moins que jamais nous ne voulons faire appel à une parésie cardiaque pour essayer d'expliquer des accidents qui ont amené la mort deux ou trois jours après leur apparition. Il faudrait être pris d'un besoin de généraliser qui n'aurait de raison d'être que celui de vouloir identifier les accidents cérébraux pour les rapporter tous à une origine cardiaque. Le rhumatisme dont nous ignorons absolument le mode d'action peut se manifester de mille manières différentes sans que notre esprit y voie rien d'extraordinaire puisque nous ne savons ni pourquoi, ni comment il agit. Mais ce que notre esprit refuse d'admettre c'est qu'il doit y avoir similitude de cause parce qu'il y aurait similitude d'effet.

Influence de la médication et de certains médicaments.

Le rhumatisme serait-il une affection qui demanderait à être respectée dans ses localisations articulaires ? Et la médication en faisant disparaître la maladie des jointures la reporterait-elle sur le cerveau ? On a voulu ainsi assimiler le rhumatisme à la goutte qui, abandonnant le gros orteil, peut devenir une goutte anormale très souvent mortelle. Les médecins qui soutiennent cette théorie tirent leur conclusion de ce fait que ces accidents cérébraux apparaissent en même temps que semblent disparaître les douleurs articulaires. Ils ne vont pas jusqu'à conseiller de respecter le rhumatisme dans ses manifestations sur les jointures. mais ils croient que la médication peut produire sur certains sujets prédisposés une *répercussion* grave sur les viscères. Question difficile à trancher et qu'il n'est guère possible de soutenir ou de combattre dans l'état actuel de nos connaissances sur l'évolution du rhumatisme cérébral.

On a invoqué également l'influence de certains médicaments comme le sulfate de quinine ou le salicylate de soude. Nous ne nions pas en effet que dans certains cas, puisque nous rapportons (obs. VI) une observation personnelle où nous croyons avoir affaire à un délire occasionné par le salicylate de soude, nous ne nions pas, croyons-nous, qu'on puisse observer du délire, chez certains rhumatisants par suite d'anémie ou de congestion cérébrale provoquée par le médicament ; mais tout autre, croyons-nous, est le délire du rhumatisme cérébral. Dira-t-on que le salicylate de soude (obs. VI) ayant été supprimé dès les premiers symptômes de délire les accidents cérébraux n'ont pas eu le temps d'évoluer, que l'intoxication complète n'a pas eu le temps de se produire? Mais nous croyons que si on veut comparer le délire de ce malade à celui d'un rhumatisme cérébral au début, la différence en sera tellement accentuée qu'on sera certainement frappé du peu de ressemblance entre la marche, l'évolution du délire et surtout entre les circonstances au milieu desquelles il se produit. Depuis le jour de son entrée, ce malade qui fait le sujet de cette observation prenait du salicylate de soude à la dose de 4 grammes. Dans la journée qui a précédé le délire, il avait remarqué une certaine lourdeur de tête, quelques bourdonnements d'oreille, très peu prononcés il est vrai, mais qui étaient l'indice d'une saturation, ou, si on veut nous passer cette expression, d'une intoxication à son premier degré.

Ici qu'il nous soit permis de faire cette remarque, du reste très juste, nous le croyons, que le salicylate de soude est moins bien supporté par le rhumatisme presque apyrétique que par le rhumatisme hyperpyrétique. Dans le premier cas la saturation est beaucoup plus vite obtenue que dans le second et chez notre malade, bien qu'au début de la fluxion articulaire la température ait été assez élevée, nous avons trouvé le jour du délire une température normale, et nous avons cru attribuer l'effet du médicament à l'apyrexie du malade. Peut-être y avait-il chez lui une prédisposition nerveuse survenue sous le coup du petit verre d'alcool qu'il absorbait tous les jours ou tous les deux jours, car nous n'osons affirmer qu'une dose d'alcool si minime chez un homme aussi vigoureux puisse déterminer des accidents nerveux. Quoi qu'il en soit si à l'état apyrétique du malade nous ajoutons ce degré peu marqué d'alcoolisme qu'on peut rencontrer chez la plupart des individus et qui le mettait peut-être dans un état de réceptivité mauvaise du médicament nous aurons sans doute une explication suffisante de ce délire.

Mais revenons à notre sujet. La nuit en effet devait amener le délire et à partir de 11 h. nous voyons apparaître ce subdelirium tranquille qu'on peut noter dans les effets physiologiques du salicylate de soude, administré à dose relativement trop élevée. Ce délire avec conceptions délirantes et gaies ne peut être imputé à aucune cause. Suppléant M. le Dr Lecorché pendant le mois d'août 1881, M le Dr Cuffer dans le service duquel nous avons recueilli cette observation et derrière l'autorité duquel nous nous abritons nous a tracé de main de maître le rôle du médicament dans ce cas. Doit-on croire à un delirium alcoolique? Quelle différence entre le délire de notre malade et celui de l'alcoolique tourmenté par des idées effrayantes. Chez lui c'est la gaîté qui préside aux hallucinations, chez l'alcoolique ce seraient les cris, le tremblement et la peur que nous aurions rencontrés. Serait-ce du rhumatisme cérébral? Les particularités seules de l'état du malade et de son apyrexie enlèvent toute idée d'encéphalopathie rhumatismale.

Nous ne croyons donc pas que le salicylate de soude puisse faire évoluer un rhumatisme cérébral. Nous ne savons du reste pourquoi on en est arrivé à incriminer certains médicaments alors que le rhumatisme cérébral survient dans des circonstances si variées. Quels n'ont pas été les nombreux traitements du rhumatisme articulaire; et cependant quel qu'ait été le médicament, on a observé les accidents cérébraux avec la même fréquence. Dans certain cas même où l'expectation était le seul traitement, on a pu voir se dérouler le rhumatisme cérébral, nous espérons qu'on ne voudra pas incriminer cette médication expectative d'avoir produit les accidents.

Nous laisserons de côté l'idée d'une « névrose » imaginée par Trousseau ; nous ne parlerons pas non plus de l'influence de « l'urémie » ; nos observations ne sont pas assez concluentes à l'endroit de ces deux théories pour que nous puissions nous permettre de les discuter.

CONDITIONS PRÉDISPOSANTES

Le rhumatisme cérébral est une affection relativement rare ; mais si le rhumatisme n'éveille pas volontiers des sympathies cérébrales il n'en est pas de même, dit Trousseau, chez les individus « qui ont des prédispositions cérébrales spontanées ou acquises ». C'est ici en effet qu'un état cérébral antérieur personnel ou héréditaire doit avoir la plus forte place et que le rhumatisme articulaire aigu, qui offre ordinairement dans sa marche moins de localisations cérébrales que toutes les autres maladies aiguës et fébriles, éveille de terribles sympathies cérébrales chez les individus prédisposés.

« Des complications cérébrales peuvent sans doute avoir lieu sans avoir été provoquées par quelque irritation cérébrale antérieure, mais quand celle-ci existe on pourrait dire qu'elle joue le rôle d'une épine et, si j'osais le dire, d'une pointe qui attire sur l'organe la décharge de la foudre rhumatismale » (Bouillaud. Lettre à Auburtin).

On ne saurait donc trop interroger les malades atteints de rhumatisme articulaire aigu sur leurs prédispositions nerveuses. Après une interrogation minutieuse non-seulement sur le genre de vie de son malade, mais encore sur les affections nerveuses des ascendants ou des collatéraux, le médecin pourra non pas arriver à empêcher le développement des accidents, mais il sera tout au moins prévenu de leur éventualité probable, ce qui dans l'espèce est certainement un grand point.

ÉPOQUE D'APPARITION DES ACCIDENTS

Certains auteurs ont prétendu que le rhumatisme pouvait frapper quelquefois l'encéphale avant d'apparaître aux jointures et que les accidents cérébraux précédaient ainsi les douleurs articulaires. Les faits sur lesquels ces auteurs s'appuient ne sont rien moins que démonstratifs et si nous accordons qu'ils puissent exister, ils sont du moins très exceptionnels. Il est bien entendu que nous ne parlons que du rhumatisme cérébral proprement dit sans faire aucune allusion au rhumatisme du système nerveux en général, car souvent on a vu une attaque de rhumatisme articulaire aigu succéder à la chorée qui est un rhumatisme cérébelleux.

Si nous n'admettons pas, ou du moins si nous regardons

comme excessivement rares, les accidents cérébraux avant toute fluxion articulaire, nous croyons qu'il n'en est pas de même pour le déclin de la maladie où alors que le malade est en pleine période de convalescence on peut voir la courbe thermique présenter une ascension rapide et présider ainsi à l'évolution d'un rhumatisme cérébral.

Mais la véritable époque d'apparition des accidents cérébraux est certainement la période d'état de la maladie. C'est ordinairement du 5ᵉ au 20ᵉ jour ; le 5ᵉ (obs. I) ; le 6ᵉ (obs. II) ; le 10ᵉ (obs. III) ; le 17ᵉ (obs. IV). Ces quatre malades étaient en pleine période d'état avec cependant déjà quelque diminution dans l'intensité des douleurs articulaires (obs. IIII, V). Que ce soit la première attaque, ou que les malades aient eu des attaques antérieures où il n'y ait pas eu d'accidents, les manifestations cérébrales surviennent sans qu'on puisse avoir là aucune indication. Première attaque (obs. I, II). Deuxième attaque (obs. III, IV) mais aucun accident cérébral dans l'attaque antérieure.

FORMES CLINIQUES

DU RHUMATISME CÉRÉBRAL

Trousseau admet six formes de rhumatisme cérébral : 1° l'apoplectique ; 2° la délirante ; 3° la méningitique ; 4° l'hydrocéphalique ; 5° la convulsive ; 6° la choréique ; mais comme le dit l'éminent clinicien de l'Hôtel-Dieu, toutes ces formes ne sont que des modifications de l'état cérébral, et rien ne les justifie que le besoin de la description. Nous laisserons donc de côté la description de ces différentes formes; car trouverions-nous un cas qui semblerait se rattacher à l'une d'elles, que immédiatement un symptôme quelconque survenant le placerait dans une autre forme s'il ne demandait pas à lui seul une forme spéciale.

Cela tient à la multiplicité et à la diversité des aspects sous lesquels se présente cette affection. Le rhumatisme cérébral ne forme pas un tout morbide qu'on peut décrire d'une façon classique ou dogmatique, chaque individu peut avoir son rhumatisme cérébral : ce qui demandera une classification pour chaque cas particulier. Divisions cliniques et anatomo-pathologiques sont pour ainsi dire choses arbitraires qu'il est impossible de soutenir par des observations, et qui par conséquent doivent être laissées de côté jusqu'au moment où on saura quelle est la nature de l'encéphalopathie rhumatismale.

En effet bien que la série des manifestations symptomatiques qui entrent dans la composition du rhumatisme cérébral ne soit pas très nombreuse, la réunion ou l'isolement des phénomènes morbides, leur intensité ou leur faible degré, leur durée, leur continuité ou leur intermittence, toutes les combinaisons en un mot qu'ils affectent varient dans de si extrêmes proportions que le tableau clinique change incessamment suivant chaque cas particulier, suivant chaque individualité pathologique, physique, intellectuelle ou morale.

N'ayant pu arriver à donner à nos différentes observations une forme clinique quelconque différente de celles qui ont été décrites, nous nous bornerons à examiner au point de vue pratique la *marche* des accidents cérébraux et nous diviserons nos observations en :

Rhumatisme cérébral suraigu (Obs. III, IV). — La marche est des plus rapides et presque foudroyante. Les accidents apparaissent et évoluent sans présenter aucune rémission pour arriver quelques heures après au terme fatal.

Rhumatisme cérébral aigu (Obs. I, II). — Les accidents surviennent aussi subitement, il est vrai, mais ils laissent le temps d'essayer une médication. Le malade alterne entre le délire et le coma en présentant quelques intermittences de repos qui laissent d'autant plus d'espoir de guérison qu'elles sont plus longues et plus fréquentes. C'est la forme heureusement la plus commune, elle réunit tous les cas où le médecin peut essayer de parer le mieux possible aux accidents en appelant à son aide la thérapeutique la plus énergique et la plus active.

Rhumatisme cérébral subaigu. — C'est une forme à marche lente, longue et chronique qui comprend la folie et la manie rhumatismale ou choréique. Nous passerons rapidement sur cette forme dont nous n'avons à publier aucune observation.

PRODROMES

Tous les auteurs sont d'accord pour dire que les accidents cérébraux peuvent survenir d'emblée sans qu'aucun symptôme extérieur vienne avertir le médecin de leur apparition. Cependant, si nous voulons bien croire que dans certains cas aucun incident ne soit venu attirer l'attention du médecin sur des manifestations cérébrales imminentes, nous pouvons voir (obs. I, II, III, IV) qu'il y a toujours eu des prodrômes et qu'il en est peut-être toujours ainsi si on sait interpréter et apprécier certains signes à leur juste valeur.

Si nous croyons à l'existence presque certaine d'une période prodromique, nous devons dire que cette période peut être très courte et que les accidents dans certains cas peuvent apparaître en quelques heures ; mais cette période, si courte soit-elle, n'en existe pas moins ; et il est probable que, si on s'était livré sur le malade à un examen minutieux et complet, on eût pu rencontrer quelque indice de la proximité du danger.

Ce malade (obs. III) qui, arrivé au dixième jour de son rhumatisme, avait reçu des visites dans sa chambre pendant toute la journée, avait parlé comme de coutume avec ses visiteurs et s'était montré tout aussi affable envers eux que les autres jours, n'avait présenté en un mot rien d'insolite pour son entourage et pour sa garde jusqu'au moment où il a été pris subitement d'accidents cérébraux qui ont amené sa mort en quelques heures. Mais à la contrevisite l'interne du service, M. Pousson, avait remarqué que ce malade paraissait avoir la peau un peu plus chaude, des réponses un peu plus sèches et un peu plus brèves que d'habitude, une mélancolie plus prononcée, tous ces petits riens que la garde n'avait su voir et dont l'interne s'était parfaitement rendu compte.

Nous croyons donc à l'existence d'une période prodromique et nous aurions pu, si nous ne l'avons fait toujours, prévoir chez nos malades l'évolution cérébrale de leur rhumatisme.

L'observateur attentif, s'il examine son malade soir et matin avec toutes les précautions désirables, verra certainement diminuer pour lui les cas inattendus et inopinés, et ce sera peut-être une exception quand il n'arrivera pas à déceler, ne serait-ce que quelques heures auparavant, une maladie qui est encore à ce moment, pour ainsi dire, à l'état latent.

On pourra, dans les cas heureux, prévoir les accidents quelques jours avant leur apparition (obs. I). Dès le soir même de son entrée, on note chez ce malade la disparition presque complète des douleurs articulaires ; le visage est animé, les yeux sont brillants et la nuit amène quelques rêvasseries qui disparaissent avec le jour. Le lendemain et le surlendemain, l'état du malade reste le même, le délire existe toujours pendant la nuit et ce n'est que quatre jours après que les accidents cérébraux deviennent alors manifestes.

Il faut avouer que la période prodromique est loin d'être toujours aussi accusée, quelquefois ce ne sont que des sentiments exagérés de crainte et de terreur qui se manifestent dès le début de la maladie (obs. II) ; d'autres fois, ce n'est qu'un délire léger, fugace et tranquille, qui apparaît la nuit précédant l'encéphalopathie et qui disparaît avec elle (obs. IV) ; toutes choses qui, jointes à l'état général du malade, doivent donner l'éveil.

SYMPTOMES

La symptomatologie du rhumatisme cérébral est assez difficile à décrire, elle n'offre pas, comme la plupart des autres maladies, un tout morbide à cycle défini, c'est un assemblage de symptômes qui sont loin d'exister toujours avec le même degré de fréquence et d'intensité. Cependant nous verrons que le rhumatisme cérébral est caractérisé quelquefois au début par de l'encéphalopathie et des vomissements et presque toujours par du délire, des hautes températures et un coma final qui annonce une mort prochaine. A tous ces symptômes, nous joindrons la description de l'état général dont nous ferons ressortir toute la valeur dans le diagnostic et toute la gravité dans le pronostic.

Encéphalopathie. — Cette encéphalopathie, qu'on note surtout au début des accidents cérébraux, est absolument semblable à celle qui existe dans certaines formes de rhumatisme ordinaire aigu, et, si ce n'était l'intensité de la douleur qui paraît précéder l'apparition des accidents, on pourrait la décrire comme symptôme commun au rhumatisme dénué de toute complication cérébrale et au rhumatisme cérébral lui-même. C'est une douleur fixe (obs. III) ou intermittente qui entoure la tête à la manière d'un bandeau, les oreilles bourdonnent, les yeux s'ouvrent difficilement, il y a presque de la photopsie et le moindre bruissement devient insupportable pour le malade. Cette douleur de tête avait apparu (obs. III) quelques jours après le début de la fluxion articulaire ; restée stationnaire pendant quelque temps, elle sembla s'aggraver le jour même des accidents, du reste, elle a toujours été constante, croyons-nous, chez ce malade qui jusqu'à l'apparition du coma final portait sans cesse les mains à la tête comme si elle eût été le siège de violentes douleurs.

Gübler avait signalé, dans une de ses observations de rhumatisme, une céphalalgie continuelle à paroxysmes nocturnes et il avait proposé la forme céphalalgique comme la première forme ou plutôt comme la forme la plus légère de rhumatisme cérébral, mais nous ne pouvons, dans le cas qui nous occupe, regarder l'encéphalopathie comme devant donner lieu à une forme légère de rhumatisme cérébral, puisqu'elle n'a été, pour ainsi dire, que le prodrôme d'accidents qui ont emporté le malade en quelques heures.

L'apparition de l'encéphalopathie, dans le cours du rhumatisme articulaire aigu, sera-t-elle pour nous un signe caractéristique de la proximité des accidents cérébraux ? Nous devons dire d'abord que cette encéphalopathie est très rare tant dans le rhumatisme ordinaire que dans le rhumatisme cérébral. Si nous l'avons observée une fois sur quatre, nous ne voulons pas donner cette relation comme pouvant servir de statistique, car d'après les différents auteurs qui se sont occupés de la question, elle est loin d'être aussi fréquente. Malgré sa rareté, l'encéphalopathie, quand elle existe, ne peut servir à diagnostiquer un rhumatisme cérébral ; et, tout au plus, pourrait-on, chez un malade atteint de céphalalgie opiniâtre, voir là une prédisposition aux accidents cérébraux, mais asseoir son diagnostic sur ce symptôme serait s'exposer à trouver des rhumatismes cérébraux là où ils n'existent nullement. Cette encéphalopathie n'a donc ni une spécificité, ni une individualité qui nous permette d'en donner des caractères particuliers devant servir soit à faire prévoir l'évolution du rhumatisme cérébral, soit à en constater l'existence.

Vomissements. Constipation. — Les vomissements sont peut-être plus rares encore que la céphalalgie. Si on devait en croire la dénomination de forme méningitique donnée à certaines formes de rhumatismes cérébraux, on serait tenté de penser que le vomissement doit être aussi fréquent dans cette forme que dans la méningite aiguë franche ; cependant il n'en est rien et la forme méningitique, pas plus que les autres formes, ne présente que rarement une période de vomissements.

Toutefois nous devons ajouter que nous avons observé (obs. III) quelques vomissements qui ne sont arrivés, il est vrai, qu'après l'ingestion d'une potion au sulfate de quinine. Ces vomissements se sont vus dans certains cas où le malade soumis depuis longtemps à l'action de quelques médicament, avait été pour ainsi dire intoxiqué par une accumulation lente mais progressive de la dose médicamenteuse, dont on avait négligé de surveiller l'élimination. Mais nous croyons qu'il n'en est pas ainsi chez notre malade et que si nous avons observé quelques vomissements ce n'est qu'accidentellement sans avoir à en rechercher la cause soit dans des lésions méningitiques, soit dans une intoxication par le sulfate de quinine ou par le salicylate de soude.

La constipation qui est un symptôme constant dans le rhumatisme ordinaire par suite des sueurs profuses, n'a donc dans l'espèce aucune valeur spéciale.

Délire. — On a distingué dans le rhumatisme plusieurs sortes de délire, nous ne nous occuperons que du délire dans ses rapports avec le rhumatisme cérébral aigu, n'ayant pu rassembler aucune observation de folie ou de manie rhumatismale.

Le délire dans le rhumatisme cérébral est chose constante, toutes les observations nous montrent les malades en proie à un délire plus ou moins violent survenant à toutes les périodes de la maladie. Mais si ce symptôme n'a jamais manqué, existe-t-il une forme de délire propre et spécial au rhumatisme cérébral ? Sa forme et son intensité sont très variables et il faudrait décrire le délire en entier pour en retrouver tous les aspects. Il apparaît d'abord la nuit et il est caractérisé (obs I, IV) par des rêvasseries qui n'ont rien de caractéristique et qui s'observent dans le cours d'un grand nombre de maladies aiguës fébriles. Il disparaît avec le jour pour reparaître la nuit suivante (obs. I) et il est intermittent jusqu'à l'apparition des accidents cérébraux. D'autres fois il acquiert d'un seul coup toute son intensité (obs. II, III) et il apparaît d'emblée sans que la journée ou la nuit précédente y ait fait songer.

Il peut avoir toutes les formes. D'abord caractérisé par des rêvasseries, il peut atteindre une intensité telle qu'il peut simuler le délire furieux des alcooliques (obs I, II, III) ; il est alors caractérisé par des gestes, des paroles incohérentes, des cris même ; le malade veut se lever, il lutte avec l'infirmier ou avec la garde et ce n'est qu'avec beaucoup de peine qu'il peut être retenu au lit. Parfois c'est un délire tranquille (obs. IV) qui ne présente nullement la forme ambulatoire. Le malade parle tranquillement, sans aucun geste, il ne cherche nullement à sortir de son lit, en un mot le délire est celui si fréquent d'une affection aiguë d'intensité moyenne.

Comme nous le voyons, le délire que nous avons constaté dans des cas de rhumatismes cérébraux non douteux n'a rien de spécifique et si nous le comparons au délire de certaines autres affections et même au délire (obs. V) d'un simple rhumatisme articulaire, nous retrouvons absolument la même variété dans l'intensité et la même diversité dans la forme ; c'est donc moins le délire seul que le délire suivi de tout son cortège d'accidents qui pourra nous donner le tableau exact du tout complexe qui constitue le rhumatisme cérébral.

Quelle différence en effet entre le délire des observations I, II, III et celui de l'observation IV ; mais quelle ressemblance entre celui-ci et celui de l'observation V où il n'y a que délire hyperthermique ! Ressemblance encore entre le délire de l'observation IV et celui (obs. VII) produit par un rhumatisme blennorrhagique.

Qu'il nous soit permis une petite digression à propos de ce rhumatisme blennorrhagique dont l'observation nous est personnelle.

Cette observation est remarquable à plus d'un titre. Nous assistons en effet à un rhumatisme polyarticulaire survenant en même temps qu'une orchito-vaginalite. Nous laissons de côté la question de savoir si la blennorrhagie avait développé chez notre malade un rhumatisme articulaire aigu de nature blennorrhagique ou bien s'il était rhumatisant en puissance et si cette disposition naturelle n'avait pas trouvé dans la blennorrhagie l'accident propre à sa manifestation ; en fait il eut des douleurs articulaires multiples, une endocardite accusée par les signes les plus évidents, toutes choses survenues chez un homme de vingt-huit ans ayant une affection testiculaire blennorrhagique et n'ayant jamais présenté de manifestations rhumatismales.

Mais arrivons au sujet qui nous intéresse le plus dans cette observation, celui du délire occasionné par un rhumatisme blennorrhagique. Quelques auteurs ont signalé plusieurs fois à différentes reprises les localisations viscérales du rhumatisme blennorrhagique et tous ont conclu que ce rhumatisme pouvait donner lieu aux mêmes lésions que le rhumatisme ordinaire. Notre observation fait voir, comme celles de nos devanciers, que non-seulement le cœur et les poumons peuvent être lésés dans le rhumatisme de nature blennorrhagique, mais encore que l'encéphale peut être suffisamment intéressé pour donner lieu au délire. Ce délire chez notre malade fut un délire calme, sans gestes, ni cris d'aucune sorte. Le malade parlait, il est vrai, à certains moments, avec volubilité, il s'est levé la première nuit, mais tout avait disparu pour la visite du matin. La nuit suivante ramenait le délire, mais le malade ne se levait plus et ainsi de suite pendant quatre nuits successives, après lesquelles tout symptôme délirant a cessé.

Comment expliquer ce délire ? Ce ne sont pas les lésions cardiaques qui auraient pu produire ce délire, puisqu'elles ne sont survenues que quelques jours après son apparition. Ce ne sont pas les médicaments, puisque ceux-ci n'ont été administrés que le lendemain du jour où le malade avait déjà déliré. Nous serions plutôt tenté de le rattacher à l'hyperthermie, car bien que nous ne puissions rapporter les différentes températures qu'avait eues le malade (la feuille ayant été perdue par la sœur-surveillante), nous croyons nous rappeler suffisamment cette observation pour savoir qu'il y avait eu des températures approchant de 40°.

La condition pathogénique importe peu, la seule conclusion que nous ayons voulu tirer de la publication de cette observation, c'est l'apparition d'un délire qui s'est manifesté quatre jours de suite dans le cours d'un rhumatisme blennorrhagique présentant en outre des manifestations pulmonaires et cardiaques.

Coma. — Le coma dans le rhumatisme cérébral ou bien succède au délire et alterne avec lui le plus souvent, ou bien il débute d'emblée. Le premier cas est de beaucoup le plus fréquent et c'est au second qu'on a donné le nom de forme apoplectique pour indiquer non une lésion anatomique, mais un état caractérisé par la soudaineté des accidents comateux et par tous les symptômes communs à l'ictus apoplectique.

« Le coma rhumatismal, disent Ollivier et Ranvier, est en général profond, les malades sont complètement insensibles, ils restent sur leur lit sans mouvement, le pouls est petit et fréquent, la peau est couverte de sueurs, il y a de la cyanose générale, la respiration est suspirieuse, les pupilles sont ou dilatées, ou rétrécies et la mort survient petit à petit au milieu de symptômes d'asphyxie et de sidération du système nerveux » (Mémoire présenté à l'Académie de médecine sur les complications cérébrales du rhumatisme 1863).

Si le délire apparaît pendant la nuit (obs. II) le coma lui succède le matin ; le délire reprend dans la soirée ou dans la nuit pour disparaître encore le matin et faire place ensuite au coma le plus absolu. Qu'il soit intermittent (obs. II), ou qu'il prenne définitivement la place du délire (obs. III, IV), avec ou sans convulsions (obs. II) le coma est la période ultime de la maladie ; c'est le dernier accident, précédant le plus souvent une mort presque certaine et à courte échéance.

Troubles circulatoires. Température. — On pourrait croire de prime abord, en sachant que la plupart des rhumatismes cérébraux s'accompagent de lésions cardiaques, qu'il est imposible de tirer d'après les caractères du pouls un signe de quelque valeur pour le diagnostic ou pour le pronostic. Cependant malgré la perturbation que peuvent apporter les lésions cardiaques, le pouls, lors de l'approche du rhumatisme cérébral ou pendant son évolution, présente des signes particuliers qui le différencient suffisamment du pouls mitral. On ne trouve dans cette lésion ni la petitesse, ni l'intermittence ni surtout la fréquence qui peut exister dès l'apparition des accidents cérébraux.

La température du reste vient ajouter un nouvel élément qui permettra de soupçonner l'apparition du rhumatisme cérébral ou d'en constater la présence. Dans le rhumatisme articulaire aigu où la fièvre est si forte et la température si élevée, on remarque soit la veille, soit au moment des accidents une élévation croissante de la température dont le chiffre minimum descend rarement au dessous de 40° ou de 39°,5. C'est un phénomène constant. Certains médecins ont fait de cette hyperpyrexie un symptôme tellement important qu'ils ont délaissé les symptômes cérébraux pour ne considérer que l'hyperthermie. Est-ce à dire qu'on doive être aussi exclusif? L'hyperthermie est certes un phénomène de premier ordre; mais, comme nous l'avons vu, elle ne peut constituer à elle seule le rhumatisme cérébral et ce serait, croyons-nous, vouloir s'égarer, que de remplacer une maladie par un de ses symptômes les plus saillants, bien que nous accordions que les températures excessives du rhumatisme cérébral soient peut-être dans certains cas le danger le plus immédiat. Malgré cette restriction, l'élément thermique est un des phénomènes primordiaux que nous avons toujours constaté et son état stationnaire ou son ascension toujours croissante sera d'une grande valeur dans le pronostic, attendu que si la mort doit survenir la température montera toujours et présentera (obs. IV) son degré summum qu'elle n'aura jamais dépassé.

Tube digestif. — Nous n'avons pas à nous étendre longuement sur les troubles du côté du tube digestif. Nous ne pourrions noter que des symptômes d'embarras gastrique qui existent toujours dans le rhumatisme ordinaire et qui ne font que s'accentuer à mesure qu'on approche de l'apparition des accidents. Cependant dès que le rhumatisme cérébral est constitué, dès que les hautes températures surviennent, de blanche et sale qu'elle était, la langue (obs II) peut devenir poisseuse et fuligineuse.

État général. — Au début des accidents, l'état général entre pour beaucoup dans la prévision de la période prodromique du rhumatisme cérébral, et il est d'une importance telle qu'il peut (obs. I, III, IV) servir à faire prévoir l'apparition des accidents. L'état général en effet qui jusque là était à la vérité celui d'un rhumatisme grave, devient alors mauvais; l'aspect du malade change du jour au lendemain, d'une visite à l'autre; la face est amaigrie; les yeux sont caves, cerclés de noir ; quelques poussières (obs. IV) sont à la partie interne des narines ; la soif est vive, la peau chaude; les sueurs sont très profuses; la dyspnée vive que rien n'explique et le « je ne sais quoi » qui frappe, éveilleront certainement l'attention du médecin et lui feront songer, s'il en a le temps, à des complications cérébrales.

Si le rhumatisme cérébral est confirmé, l'état général devient d'une gravité exceptionnelle. Voici le tableau qu'en donne Maurice Raynaud : « Délire généralement violent, loquace, avec complète incohérence d'idées. Élévation notable de la température, accélération du pouls qui devient petit, serré. Respiration irrégulière, désordonnée, tumultueuse. Expression étrange du visage, trépidation de la plupart des muscles de la vie animale avec secousses plus ou moins rapides et soubresauts des tendons. C'est tout cela et c'est bien autre chose encore qui produit le rhumatisme cerébral » (*Société médicale des hôpitaux*, 1875, t. XII).

Si avec tout cela le malade alterne entre le délire le plus souvent furieux et le coma le plus absolu, que dire d'un état général aussi mauvais? sinon au point de vue du pronostic de croire à une mort imminente, et au point de vue du traitement d'user de tous les moyens que pourra fournir la thérapeutique la plus énergique.

PRONOSTIC

Il est inutile de dire que le rhumatisme cérébral est un des accidents les plus terribles et qu'il pardonne rarement.

Sachant qu'un rhumatisant, par le fait de ses antécédents acquis ou héréditaires, est sous le coup d'accidents cérébraux, le médecin ne saurait donc apporter trop d'attention à l'examen de son malade, car à peine aura-t-il soupçonné ces accidents (obs. III) que déjà une terminaison fatale sera à redouter.

Dès que le rhumatisme cérébral est à craindre, et *a fortiori* dès qu'il est confirmé, le médecin devra instituer la médication la plus active, car s'il attend l'apparition des accidents qui doivent confirmer son diagnostic, très souvent il ne pourra plus être maître de la maladie, et celle-ci arrivera quelquefois à sidérer le malade bien avant qu'il n'ait pu y porter remède. Il devra donc à son malade une assiduité de tous les instants ; car il est certain que s'il veu instituer une médication en rapport avec les différents accidents, et par là même avoir quelque chance de succès, le médecin devra compter moins sur ses prévisions que sur la soudaineté et la diversité d'accidents qui réclameront à leur tour une médication d'autant moins inattendue qu'ils auront laissé plus de place à l'imprévu.

Cependant si le médecin ne doit pas perdre de vue l'excessive gravité des accidents, si la majorité des rhumatismes cérébraux (obs. II, III, IV) ne lui ont laissé aucun doute sur leur issue presque sûrement mortelle, il n'en est pas moins vrai qu'il faut qu'il sache que, dans bon nombre de cas où le doute n'était pas possible à l'endroit du rhumatisme cérébral, on a vu (obs. I) les accidents s'atténuer et se terminer par une guérison souvent des plus inattendues.

Mais nous devons dire que ces cas de guérison sont rares

en comparaison de ceux malheureusement trop nombreux où la mort arrive presque toujours à courte échéance. La terminaison fatale est la règle ; et la guérison, une exception : telle est l'idée qui devra être présente à l'esprit du médecin de peur que quelques cas de guérison spontanée, ou paraissant le résultat d'une médication, ne laissent subsister chez lui une illusion fâcheuse envers des accidents qui sont mortels dans l'immense majorité des cas.

Il y a loin de la gravité des accidents du véritable rhumatisme cérébral (obs. I, II, III, IV) à celle des accidents du pseudo-rhumatisme cérébral (obs. V, VI, VII). Nous avons bien ici du délire et de l'hyperthermie ; mais avons-nous du véritable rhumatisme cérébral ? Nous croyons que cette hyperthermie et ce délire doivent être incriminés au même degré que le délire et l'hyperthermie dans toutes affections graves et partant que le pronostic dans ces cas doit être relativement bénin. On ne se laissera donc pas abuser par une analogie superficielle et on ne devra jamais songer à taxer de fatalement mortels des accidents qui n'ont dans l'espèce aucune valeur particulière. Nous admettrons donc comme conclusion que dans les formes suraiguës (obs. III, IV) du rhumatisme cérébral le pronostic doit être presque toujours fatal et que, dans dans les formes aiguës (obs. I, II) qui permettent d'essayer une médication, le pronostic, sans être presque toujours fatal, n'en est pas moins d'une extrême gravité.

TRAITEMENT

Nous n'avons pas l'intention de passer en revue toute la série des médicaments qui ont été expérimentés dans la thérapeutique des accidents du rhumatisme cérébral. Nous exposerons le traitement antipyrétique que nous avons institué (obs. I), et qui nous a donné un cas de succès. Nous ne parlerons que peu de la médication (obs. II) par les révulsifs sur la nuque et par les dérivatifs sur l'intestin ; ce qui nous engage à agir ainsi, c'est le peu de résultat et le peu d'influence que nous a donnés cette médication.

Notre malade, en effet (obs. II), est prise vers neuf heures du soir d'accidents cérébraux qni ont duré jusqu'à trois heures du matin ; à la visite, le Dr Empis supprime le salicylate de soude ; et, voulant exercer une forte révulsion du côté de l'intestin, il ordonne 50 grammes d'eau-de-vie allemande. Les selles sont très abondantes ; mais à la contre-visite du soir, la malade ne paraît pas avoir retiré grand bénéfice de cet essai de dérivation intestinale. Les phénomènes cérébraux au contraire n'ont fait que s'accentuer de plus en plus ; le coma survenant, on se décide à lui mettre un vésicatoire sur la nuque. Le lendemain on constate que le vésicatoire a pris, mais aujourd'hui, pas plus qu'hier aucune amélioration ne s'est produite. Le ventre est rétracté en bateau, on observe les raies méningitiques, la température oscille entre 40° et 41° et la malade meurt dans le coma le plus absolu avec une température de 41°,4.

Quelle différence entre la marche de la maladie dans cette observation où la malade va d'accidents en accidents et la marche de celle (obs. I) que nous allons passer en revue ! Nous allons voir en effet quel profit on peut tirer de la médication antipyrétique qui, bien qu'elle n'arrive pas toujours à surmonter ou à enrayer complètement les accidents, est toujours d'une grande utilité pour le malade par les rémissions qu'elle provoque.

Nous n'avons pas à faire l'histoire de la médication antipyrétique du rhumatisme cérébral, les noms des vulgarisateurs en sont trop connus pour que nous ayons besoin de les rappeler ici. Mais si tous préconisent le bain froid, beaucoup d'entre eux sont en désaccord sur son mode d'administration, c'est-à-dire sur la quantité de chaleur à donner au bain : ainsi Maurice Raynaud plonge son malade dans un bain à 16° centigrades ; Féréol maintient le sien dans un bain d'une moyenne de 22° ; Blachez donne son bain à une température initiale de 23° à 25° pour le refroidir ensuite progressivement de quelques degrés ; enfin Béhier ne prescrit pas de bain au-dessous de 23°.

Les formules à donner au bain n'ont donc rien de bien précis, les uns à la suite de Maurice Raynaud plongent leur malade dans une eau relativement glaciale et les autres, nous sommes de ce nombre, préfèrent des températures modérées et graduellement abaissées jusqu'à ce que la température du malade et le nombre des pulsations se rapprochent de la normale.

Si nous préférons les bains de 25° à ceux de 16°, combien de temps laisserons-nous le malade dans le bain ? Question controversée, qui ne peut souffrir de règles générales attendu que certains fébricitants pourront rester une journée dans un bain sans en ressentir de malaise (obs. de Türk) tandis que d'autres (obs. V) ne pourront le supporter que quelques minutes. La durée du bain dépendra donc de certaines dispositions individuelles qu'on ne peut prévoir, il est vrai, mais qu'il est indispensable de ne pas perdre de vue.

La fréquence des bains de même que leur durée est chose purement relative. La température et le pouls du malade devront servir de lignes de conduite. Après chaque bain, en effet, on pourra observer une chute considérable de la température ; le nombre des pulsations sera très diminué ; mais tous ces symptômes d'amélioration ne seront que passagers, et bientôt après on verra reparaître les accidents avec tout leur cortège.

La température en effet remontera, le délire deviendra aussi violent, et le pouls aussi petit et aussi fréquent qu'auparavant ; dès lors on ne devra pas hésiter un seul instant à plonger le malade dans un nouveau bain et à se conduire de la sorte jusqu'à ce que la température n'ait plus rien d'exagéré ; ce n'est que par une série de bains successivement administrés (obs. I) qu'on parviendra à améliorer l'état du malade.

Un bain à 25° en effet était préparé (obs. I) de six heures en six heures et cet espace de temps avait été calculé comme devant suffire à atténuer la température et par conséquent à répondre aux règles que nous venons de donner. Certaines précautions étaient prises au moment de la mise au bain. La température de 25° était soigneusement prise et cela fait, à peine le malade y était-il plongé qu'on lui recouvrait la tête d'une compresse d'eau à la température du bain ; cette compresse, devant servir à écarter les accidents syncopaux, était changée très souvent de façon à ce qu'elle eût toujours une température à peu près égale à celle du bain. Le malade était laissé ainsi et surveillé jusqu'à ce qu'il commençât à grelotter ou à avoir des frissons. Sorti du bain, il était immédiatement enveloppé dans une couverture de laine où il demeurait jusqu'au renouvellement du bain.

Une série de neuf bains lui furent successivement prescrits, et c'est à cette série de neuf bains que nous devons d'avoir constaté après chacun d'eux une atténuation remarquable des accidents.

Plongé en plein délire, à peine le malade était-il dans son bain depuis quelques instants que le délire cessait comme par enchantement ; dès que les frissons apparaissaient on le retirait du bain dans un état relativement satisfaisant. L'accalmie produite par le bain durait près d'une heure ; après quoi, à mesure que la température remontait, le délire reparaissait progressivement. Le premier jour il prend trois bains: à six heures du soir, à minuit et à six heures du matin. Chaque bain est suivi d'une rémission qui dure d'une demi-heure à une heure, après quoi la température et le délire se reproduisent progressivement. Le lendemain à la visite, si on ne constate pas une grande amélioration, on ne peut non plus dire que le malade va plus mal, on est donc autorisé à croire que la médication a agi en ce sens qu'elle a empêché les accidents d'empirer. On ordonne de nouveau trois bains : à midi, à six heures du soir, à minuit. Quelle n'a pas été l'influence de ces derniers bains car le lendemain nous pouvons constater que si la température au moment de la visite est encore de 40°, le délire n'existe plus et qu'il n'y a plus que quelques rêvasseries qui n'ont rien d'excessif ; l'intermittence du pouls a presque entièrement disparu et l'état général du malade s'est beaucoup amélioré.

Cependant le délire reparaît dans la soirée, on lui donne alors un bain à sept heures. Ce bain suffit jusqu'au surlendemain matin pour atténuer tous les accidents. Le surlendemain, les accidents viennent à reparaître et font ordonner encore deux bains que le malade prend à six heures et à minuit. A partir de ce moment les accidents ont complètement disparu, si ce n'est quelques rêvasseries sans importance pendant les deux ou trois nuits suivantes.

Ici nous devons dire que notre malade a été pris d'accidents broncho-pulmonaires qui doivent être mis non pas sur le compte direct du bain, mais sur celui de l'infirmier inexpérimenté qui n'a pas suivi les indications qu'on lui avait prescrites.

Outre cette médication antipyrétique à laquelle on devra soumettre le malade, on pourra administrer, comme nous l'avons fait (obs. I) pendant toute la durée des accidents, une potion au sulfate de quinine à la dose de 1 gramme. Ce médicament répondra à l'intérieur aux mêmes indications que le bain froid à l'extérieur.

Mais si nous employons pour combattre le rhumatisme cérébral la médication par le bain froid, ne devons-nous pas admettre implicitement l'hyperpyrexie comme cause des accidents? Nous l'avons déjà dit, l'hyperpyrexie pour nous n'est qu'un élément de ces accidents et ce symptôme (obs. V) ne constitue pas plus le rhumatisme cérébral que l'entérite ne constitue la fièvre typhoïde. Les hautes températures et le délire ne sont que l'effet d'une cause générale, mais jusqu'ici cette cause nous échappe. L'hyperthermie est un symptôme et, par conséquent, un effet qui peut devenir à son tour une cause se surajoutant à la cause primitive ; elle peut accroître ainsi les chances de mort par le fait même de son existence, lorsqu'elle est arrivée à un degré incompatible avec la vie.

En employant le bain froid, nous avons donc en vue non de combattre le rhumatisme cérébral lui-même, nous ne voulons que remédier à l'un de ses accidents le plus sérieux et le plus constant. Mais cette influence remarquable et manifeste qu'exerce le bain froid sur la température du malade est-elle le seul effet de la médication réfrigérante ? Nous devons avouer, presque d'une façon empirique, que l'amélioration s'étend presque toujours non-seulement à l'hyperpyrexie mais encore à tous les accidents du rhumatisme cérébral, et dans l'impossibilité où nous sommes d'atteindre directement et de connaître ce « *quid ignotum* » qui est au fond de toute cette évolution morbide, nous devons laisser de côté discussions et théories pour faire place à une constatation de faits indéniables où le bain froid a soustrait le malade à une mort prochaine et presque inévitable.

Mais, nous dira-t-on, que vous employiez le bain froid chez un individu affecté de méningite rhumatismale, il est certain que la médication antipyrétique ne peut avoir aucune influence favorable sur l'évolution de cette méningite. Est-on jamais certain d'avoir affaire à une méningite ? On a constaté, il est vrai, pendant l'évolution de la maladie les symptômes de la méningite la plus franche : céphalalgie, vomissements, constipation, inégalité des pupilles, convulsions, etc. ; mais nous n'avons pas besoin de dire que dans certains cas de rhumatisme cérébral, où la clinique avait diagnostiqué d'après les symptômes précédents des lésions méningitiques, l'autopsie est restée muette sans présenter aucune inflammation méningée. Il y a là un fait considérable à enregistrer, à savoir que malgré les symptômes les plus alarmants, malgré les accidents les plus graves, les lésions cérébrales s'y rapportant ne sont rien moins que très peu accentuées.

Le bain froid est donc un moyen excellent, et s'il est peut être le seul qu'on puisse employer avec quelque chance de succès dans la cure du rhumatisme cérébral, il n'en est pas moins vrai qu'il présente des inconvénients et qu'il peut quelquefois donner lieu à des accidents broncho-pulmonaires ou autres qui demandent pour être évités, sinon la présence permanente du médecin, du moins le concours d'aides assez intelligents et assez expérimentés pour mener à bien cette médication pour le moins délicate.

Observation I

Communiquée par M. Adhémar Robert. Service de M. le Dr Lecorché. Maison municipale de santé.

Carrère, Pierre, âgé de 26 ans, garçon de salle. Entré le 5 mai 1881. 3e hommes, chambre 9, lit n° 3.

Ce malade n'a jamais eu d'attaques de rhumatisme. Pas d'hérédité. Il avoue des habitudes alcooliques.

Il y a quatre jours ce malade a été pris de douleurs dans les genoux et les cous-de-pieds. L'appétit fut perdu. Ces douleurs d'abord faibles ont augmenté rapidement d'intensité au point que dès le lendemain il était obligé de garder le lit. Les douleurs se sont immédiatement généralisées aux articulations des membres supérieurs : les poignets et les coudes sont gonflés et douloureux. En même temps la fièvre s'est développée avec soif vive, inappétence et sueurs abondantes.

Le malade entre le 5 mai au matin. A l'entrée, on trouve la malade pâle, couvert de sueurs et immobile dans le décubitus dorsal, les avant-bras en pronation, étendus le long du corps, les doigts dans l'extension. Toutes les articulation sont douloureuses, excepté les épaules.

Hydarthrose double des deux genoux, gonflement au niveau des deux cous-de-pieds. Les doigts présentent du gonflement au niveau de chaque articulation. Les articulations gonflées sont pâles et non rosées.

Rien au cœur ni aux poumons.

Traitement. — Salicylate de soude 6 gr. en deux doses : une le matin, une le soir.

Dès l'après-midi, les douleurs avaient presque complètement disparu et le soir on trouva le malade avec un visage animé, les yeux brillants. Il pouvait mouvoir ses articulations presque sans douleur, quoique le gonflement y fût tout aussi marqué que le matin.

Dans la nuit quelques rêvasseries.

6. — Le malade souffre un peu plus qu'hier soir. Même animation du visage, réponses vives, sueurs profuses.

On supprime le salicylate de soude, dans la nuit mêmes rêvasseries.

Temp. S. 39°,4.

7. — Même état. Le pouls présente des intermittences toutes les quatre ou cinq pulsations quoique l'auscultation ne fasse rien prévoir d'anormal du côté du cœur.

Traitement. — Salicylate de soude 2 gr.

Temp. M. 39°,4. — S. 39°,9.

8. — Même état. M. le Dr Lecorché supprime le salicylate et donne : sulfate de quinine 1 gr. Le soir à la contre-visite M. Robert trouve le malade gesticulant, voulant se lever, parlant avec volubilité. L'épanchement des genoux est très diminué, cependant le choc de la rotule est encore facilement perceptible.

Temp. M. 40°. — S. 40°,7.

Traitement. — Trois bains froids à 25°, un à six heures, le second à minuit, le dernier à six heures du matin. Ce dernier ne devait être donné que si le délire persistait pendant la nuit. Le malade était laissé dans le bain jusqu'à ce qu'il ait des frissons. Pendant toute la durée du bain, le malade avait la tête recouverte d'une compresse mouillée qu'on renouvelait très souvent. Dans le bain le délire cessait au bout de quelques instants et cette interruption durait pendant une demi-heure ou une heure; puis le délire se reproduisait progessivement.

9. — Même état.

Trois bains froids, un à midi, un à six heures, et un autre à minuit. Après le dernier bain le délire n'a plus été représenté que par quelques rêvasseries. Plus d'intermittence du pouls ni de gonflement articulaire.

Temp. M. 40°. — S. 40°,1.

10. — Ce matin le délire n'existe plus. Mais le malade se plaint de la toux. A l'auscultation on trouve des râles sous-crépitants peu nombreux aux deux bases. Quelques crachats blanchâtres et spumeux.

Le soir le délire reparaît. Un bain froid à sept heures du soir.

Temp. M. 40°. — S. 40°,1.

11. — Plus de délire, si ce n'est quelques rêvasseries pendant la nuit.

Râles un peu plus abondants.

Temp. M. 39°. — S. 39°,4.

12. — Même état le matin.

Le soir le délire reparaît assez intense. Deux bains froids, un à six heures et un à minuit.

Depuis ce dernier bain le malade n'a plus eu qu'un délire calme. Pendant quelques nuits, malheureusement l'infirmier de service qui était nouveau a laissé le malade dans le dernier bain beaucoup plus longtemps qu'il n'avait été prescrit. C'est en grande partie à cette faute qu'il faut attribuer les accidents broncho-pulmonaires qui sont survenus.

Temp. M. 39°,2. — S. 40°,1.

13. — A l'auscultation on entend en avant et en arrière dans les deux tiers inférieurs des deux poumons des râles sous-crépitants dont l'abondance augmente de haut en bas. La sonorité de la poitrine est diminuée aux deux bases et en arrière. Expectoration de crachats spumeux, abondants et teintés en rose.

Traitement. — Vésicatoire à la base droite. Potion de Todd. Suppression du sulfate de quinine.

Temp. M. 38°,7. — S. 39°,8.

14. — Mêmes symptômes. En outre signes d'épanchement à gauche, matité à la base et en arrière, égophonie et diminution des vibrations thoraciques. Dyspnée. Point de côté à gauche. La face est légèrement cyanosée.

Temp. M. 38°,5. — S. 39°,7.

16. — Vésicatoire à gauche.

18. — Dyspnée très vive. La matité remonte à gauche jusqu'à l'épine de l'omoplate. On discute l'urgence d'une ponction.

19. — A partir de ce jour amélioration notable et progressive. De temps en temps des douleurs se font sentir dans les articulations.

8 juin. — Le malade ne se lève qu'à partir du 8 juin.

18. — Il est repris dans les genoux de douleurs qui le condamnent au lit mais qui cèdent rapidement au salicylate de soude.

Enfin quelque temps après, le malade sort de la maison Dubois complètement guéri.

Observation II.

Commnniquée par M. Adhémar Robert, interne.
Service de M. le Dr Empis. Hôtel-Dieu.

Fumey, Louise, âgée de 22 ans, domestique. Entrée le 19 juin 1880, salle Sainte-Anne, lit n° 6.

Cette femme n'a jamais eu d'attaques de rhumatisme ni d'autres maladies antérieures à celle-ci.

Il y a deux ans, elle a eu une grossesse. Pas d'accidents à noter. L'accouchement fut normal.

Il y a deux jours cette malade a été prise sans frisson de douleurs d'abord légères dans les articulations de tous les membres avec malaise et diminution de l'appétit. Hier la malade a été obligée de garder le lit, parce que les douleurs sont devenues beaucoup plus fortes.

Menstruation normale, ni écoulement, ni pertes blanches.

19. — *État actuel.* — La malade est immobilisée dans le décubitus dorsal pour l'intensité des douleurs. Les articulations atteintes sont les deux genoux, les articulations tibio-tarsiennes, le coude et le poignet droit. On observe dans le genou gauche les signes d'un épanchement articulaire. Gonflement du poignet droit et des deux articulations tibio-tarsiennes.

Fièvre modérée. La température n'est pas prise.

20. — Même état.

Traitement. — Salicylate de sonde, 4 grammes.

21. — Le poignet gauche commence à se gonfler et à devenir douloureux. Le soir même, la malade commence à transpirer.

Traitement. — Salicylate de soude 4 grammes.,

22. — Les douleurs ont un peu diminué, l'épanchement de l'articulation du genou gauche également a diminué ; mais le poignet et le coude gauche sont très douloureux. De plus le dos du poignet gauche est le signe d'une tuméfaction diffuse. Rougeur de cette articulation. Sueurs profuses.

Traitement. — Salicylate de soude, 5 grammes,

23. — Les douleurs sont presque éteintes, l'hydarthrose du genou gauche a disparu. Seul le poignet gauche reste gonflé et douloureux. Sueurs profuses.

Traitement. — Salicylate de soude, 5 grammes.

24. — Hier vers neuf heures du soir la malade a été prise d'un délire très violent qui a duré jusqu'à ce matin à trois heures. Deux fois elle a voulu se lever et est tombée sur le parquet. Le matin au moment de la visite, la malade paraît calme ; mais lorsqu'on l'interroge, elle répond par des divagations. Les douleurs rhumatismales ne persistent toujours qu'au poignet gauche où cependant elles ont diminué ainsi que le gonflement.

Rien ne pouvait faire prévoir cette complication. Cependant dans les deux jours qui ont précédé le développement du rhumatisme cérébral, la malade avait paru inquiète et lorsque M. Robert l'auscultait à sa contre-visite elle lui demandait avec anxiété si elle n'avait rien au cœur. Mais jamais elle ne s'est plainte de céphalalgie, pas même le soir de l'attaque.

Température : M. 38°,4. — S. 39°,6.

Traitement. — On supprime le salicylate de soude et on ordonne 50 gr. d'eau-de-vie allemande.

La purgation provoque des selles très abondantes. Le soir on trouve la malade dans un état semi-comateux. En l'excitant, on ne peut obtenir de réponse, mais si on lui demande de montrer sa langue, elle le fait.

25. — Le délire a reparu vers huit heures du soir, et a duré jusqu'à cinq heures du matin. Il a eu la même intensité que la veille et a été caractérisé par des paroles et des gestes. Plusieurs fois, malgré la surveillance de l'infirmière, la malade s'est levée et est tombée.

Le matin elle est dans un état de coma absolu. Toutes les fluxions articulaires sont maintenant complètement éteintes. Les yeux sont injectés, des fuliginosités apparaissent sur les dents, et la langue est dans un état de sécheresse presque absolu.

Le délire reparaît à deux heures du soir et est si violent qu'on est obligé de lui mettre la camisole de force.

Température : M. 38°,4. — S. 40°,4.

Traitement. — Vésicatoire à la nuque.

26. — Le délire de la nuit a duré jusqu'à cinq heures du matin. Le coma lui a succédé. Mais comme ce coma est interrompu fréquemment par de l'agitation on est obligé de lui laisser sa camisole de force.

Raies méningitiques sur le ventre et rétraction du ventre.

Température : M. 40°,2. — S. 41°,1.

27. — Hier soir la malade a été reprise d'un délire très violent qui a duré jusqu'à ce matin à sept heures. Au moment de la visite le coma est absolu. Yeux toujours injectés. Langue poisseuse recouverte à son extrémité de fuliginosités, ainsi que les dents. Il n'y a pas eu de selles depuis le purgatif.

Température : M. 41°,4.

La malade meurt dans le coma à deux heures du soir.

Observation III (personnelle)

Service de M. le Dr Labbé. Maison municipale de santé.

Maury, entrepreneur, âgé de 40 ans. Entré le 23 juin 1881, 1er Hommes.

Pas d'antécédents rhumatismaux dans sa famille. Il a eu une première attaque à l'âge de quinze ans. Depuis, plus aucune douleur.

Vers le 20 juin il a été pris de douleurs qui ont commencé par les jointures des doigts et des poignets. Ces douleurs sont descendues au pied gauche, puis se sont bientôt généralisées.

État actuel. — Toutes les jointures sont prises, la fièvre est vive, mais ne va pas au-delà de 39°,1. Les sueurs sont profuses. La langue est blanche. Rien au cœur, rien à la poitrine.

Traitement. — Salicylate de soude 8 grammes. Ce traitement a été suivi pendant deux jours, puis on a diminué la dose à 6 grammes pour tomber enfin à 4 grammes dans les derniers jours.

Outre ce salicylate qui ne paraissait pas avoir une grande action sur la diminution des douleurs, on lui fit deux ou trois injections sous-cutanées de morphine à la région du cœur pour calmer l'angoisse et les douleurs précordiales.

Une lésion du cœur s'était développée, lésion mitrale qui a nécessité à plusieurs reprises l'emploi de la médication révulsive.

Les jointures n'ont jamais été très douloureuses, mais malgré cela le malade était très inquiet et dès le quatrième jour après son entrée il demandait une garde.

Si les douleurs étaient peu intenses, les jointures n'en étaient pas moins gonflées, du reste il avait un violent mal de tête ; les sueurs étaient profuses, et tout cela, après être resté stationnaire pendant quelques jours s'était cependant légèrement amendé quand sont survenues les complications cérébrales.

Le jour de l'apparition des accidents comme il avait des visiteurs, il répondait de bonne grâce aux questions qu'ils lui faisaient et son affabilité à leur égard était aussi grande que les autres jours. Malgré cela, lorsque sa garde voulut sortir vers les six heures du soir, il la pria de ne pas s'absenter trop longtemps, comme s'il eût pressenti les accidents qui devaient lui arriver. Mais rien ne transpirait encore à ce moment, du moins pour la garde et pour les visiteurs de ce qui allait se passer quelques heures après.

Cependant à sa contre-visite, M. Pousson, alors interne du service de M. Labbé, s'aperçut d'un changement manifeste chez son malade. Son inquiétude, que le malade mettait ordinairement de côté quand l'interne lui parlait, était restée cette fois ; et, si on ajoute à cela un mal de tête un peu plus violent, une peau un peu plus chaude et un certain habitus, qu'une personne expérimentée savait parfaitement reconnaître, on ne sera pas étonné que M. Pousson soit sorti de la chambre du malade avec la crainte de complications cérébrales. La nuit devait lui donner raison.

Sur le soir, vers sept heures la garde veut lui faire prendre la seconde partie d'une potion au salicylate de soude mais il refuse ; rien encore à cette heure d'extraordinaire pour la garde n'était survenu, si ce n'est que le mal de tête semblait s'aggraver.

A huit heures, il cause toujours avec elle et il consent à prendre le reste de sa potion vers neuf heures. Ce n'est qu'entre dix et onze heures que le délire a commencé.

Son délire était caractérisé par des gestes, des mouvements et des paroles incohérentes. Je veux partir, disait-il, et il se levait ; la garde avait toutes les peines de le retenir au lit. Il portait sa main à la tête comme s'il y eût souffert d'une grande douleur. Les sueurs étaient profuses et la peau, d'après le dire de la garde, était très chaude ; mais nous avons à regretter que la température n'ait pas été prise.

A une heure du matin on envoie chercher l'interne de garde qui ordonne des lotions froides et du sulfate de quinine à la dose de 1 gr.

Mais la garde, s'imaginant que puisque le malade était en sueurs des lotions froides ne pouvaient qu'aggraver le mal, ne fit rien et se borna à lui donner son sulfate de quinine.

Dès qu'il eut pris le premier paquet de sulfate de quinine de 0,50 centig. le malade se mit à vomir des matières noirâtres à deux reprises différentes. Dès ce moment il ne chercha plus à se lever : il tomba dans le coma absolu ; les sueurs étaient très abondantes, la respiration fréquente, entrecoupée ; enfin il mourut dans cet état entre quatre et cinq heures du matin.

Observation IV, *personnelle.*

Service de M. le Dr Lecorché (suppléé par M. le Dr Cuffer) Maison municipale de santé.

Ringeissen, Joseph, âgé de 25 ans, employé de commerce, chambre 1, lit n° 3. — 3e Hommes, entré le 23 juillet 1880.

Ce malade a eu une première attaque de rhumatisme à l'âge de dix-huit ans quand il était au collège. On l'a traité pour des lésions cardiaques. Pas d'antécédents de rhumatisme dans sa famille. Pas de blennorrhagie.

État actuel. — Le malade est tenu immobile dans le décubitus dorsal par la presque généralité des jointures gonflées et douloureuses les deux pieds, les deux genoux et les deux bras sont pris, les poignets cependant ne sont presque pas douloureux, les doigts n'ont rien. Malgré cette généralisation, les douleurs ne sont pas très fortes et la fièvre paraît si peu intense qu'on juge inutile de prendre la température.

Auscultation. — A la pointe on constate un double souffle ; rétrécissement et insuffisance mitrales ; à la base insuffisance aortique. Le pouls est pris au sphymographe et le tracé est celui d'un insuffisance aortique avec ascensions brusques, atténué cependant par les lésions mitrales.

Rien aux poumons.

L'appétit est nul ; la langue est blanche et la soif assez vive.

Traitement. — Salicylate de soude 4 grammes.

Vésicatoire à la région précordiale.

Pendant les cinq ou six jours qui suivent son entrée, on ne remarque rien de particulier. Le salicylate ne paraît pas avoir beaucoup d'influence sur la marche du rhumatisme ; si les jointures sont moins douloureuses, elles sont toujours gonflées.

29 juillet. — Le malade a de la dyspnée, et sa température paraît avoir augmenté.

Le cœur a toujours les mêmes lésions, les lésions mitrales paraissent cependant un peu diminuées mais il reste toujours un souffle très fort à la base et au second temps.

A l'auscultation du poumon, on constate les signes d'un épanchement pleurétique double, qui explique suffisamment la dyspnée du malade.

Temp. S. 39°,6.

On supprime le salicylate de soude et on le remplace par le sulfate de quinine, 0,80 centigr. en deux paquets.

30. — La dyspnée est toujours la même ; l'épanchement paraît avoir diminué.

Temp. M. 38°,8. — S. 39°,2.

31. — Toujours de la dyspnée, les sueurs sont très fortes et cependant l'épanchement a presque complètement disparu.

Temp. M. 38°,8. — S. 38°,6.

1er août. — La nuit s'est bien passée, l'état du malade est stationnaire.

Temp. M. 38°,2. — S. 39°,1.

2. — Voyant la température monter, on augmente le sulfate de quinine. L'épanchement a disparu à gauche, il n'y a plus que quelque peu de liquide à droite. Pas de mal de tête.

Traitement. — Sulfate de quinine, 1 gramme en deux paquets.

Temp. M. 38°,6. — S. 37°,6.

3 et 4. — Rien de particulier; toujours de la dyspnée, respirations courtes et saccadées.

Temp. du 3 : M. 37°,8. — S. 37°,6.

— 4 : M. 37°,4. — S. 38°,2.

5. — A partir de ce jour, la température commence à augmenter. Cependant on ne constate plus aucun signe d'épanchement.

Temp. M. 38°,1. — S. 39°,2.

6. — La température continue à augmenter, sans qu'on sache quelle est la cause de cet accroissement :

Temp. : M. 40°. — S. 40°,2.

7. — On lui ordonne des pilules de poudre de feuilles de digitale à la dose de 0,20 centigr. pour deux pilules.

Temp. M. 39°,6. — S. 39°,8.

8. — L'état du malade ne change pas. Les sueurs sont toujours très fortes et les mouvements respiratoires très accélérés. Rien aux poumons.

Temp. M. 39°. — S. 40°.

9. — Le malade a eu du délire pendant la nuit. Délire ne présentant nullement la forme ambulatoire. Il parlait doucement, ne gesticulait pas; par conséquent : délire calme, qui n'a cessé qu'avec le jour.

A la visite, le malade paraît beaucoup plus oppressé que d'habitude;

et tous nous le trouvons beaucoup plus mal que la veille. Les sueurs sont très abondantes, les yeux sont enfoncés dans l'orbite, il y a quelques poussières à l'entrée des narines.

On ausculte le cœur : rien de particulier, toujours les mêmes lésions. Lorsqu'on presse dans les espaces intercostaux de la région précordiale on détermine une douleur assez vive. Le malade répond parfaitement aux questions qu'on lui adresse.

On parle de bain froid bien que le rhumatisme cérébral ne soit pas encore confirmé ; ce ne serait que pour parer l'éventualité. Cependant le bain froid est rejeté et ne doit être ordonné que si M. Robert le juge bon à sa contre-visite.

On fait mettre un vésicatoire sur la région du cœur.

Temp. M. 39°,6. — S. 40°,6.

10. — Le malade est mort ce matin à huit heures. Hier soir, lors de la contre-visite, le malade ne présentait rien d'insolite. Même aspect et même état que le matin, et rien ne pouvait faire prévoir une mort aussi rapide. Le bain froid, dont on avait parlé le matin, n'a pas été ordonné. La température a été prise vers sept heures du soir, et nous avons vu qu'elle montait jusqu'à 40°,6.

L'état du malade a paru tellement grave qu'on lui a donné une garde. Celle-ci raconte que jusqu'à trois heures du matin elle n'a rien remarqué de particulier. A trois heures, il s'est mis à parler. Aucun geste, sans volonté de sortir de son lit. Il ramassait ses draps sur sa poitrine ; mais le délire n'est jamais sorti du calme qu'on avait déjà constaté la veille.

Ce délire a duré près d'une heure. De quatre heures du matin par conséquent à huit heures, moment où il est mort, il a été dans le coma le plus absolu. Sueurs très abondantes et peau très chaude.

7 heures du matin. Temp. 41°,4.

8 heures. Mort.

Observation V

Communiquée par M. Ruelle, externe. Service de M. le Dr Grancher. Hôpital Tenon

Cussin, Philippe, âgé de 22 ans. Vannier, Salle Andral. Lit n° 20. Entré le 4 août 1880.

Antécédents héréditaires. — Père mort d'accident, mère bien portante, sœur bien portante. Pas d'antécédents de rhumatisme ou de scrofule dans la famille.

Antécédents personnels. — Pas d'antécédents scrofuleux ou blennorrhagiques. En 1879, il a pour la première fois quelques douleurs dans les reins. Ces douleurs étaient peu violentes et ne l'empêchaient pas de travailler. Elles disparurent sous l'influence de six bains de Barèges.

On ne peut invoquer ici la profession pour expliquer ces douleurs, car le malade dit bien qu'il n'est exposé par son travail ni au froid, ni à la pluie.

Pendant le mois de juillet 1880, il prend plusieurs bains froids prolongés, il avoue être resté quelquefois plus de six heures dans l'eau. C'est à ces bains que le malade attribue les douleurs dont il souffre maintenant et qui débutèrent le 1er août par des maux de tête et de l'inappétence. Pas d'angine ni d'épistaxis. Le lendemain 2 août, grande fatigue et céphalalgie continuelle.

Le 3 août. — Les articulations sont prises dans l'ordre suivant : genou droit, genou gauche ; chevilles droites et gauches.

Dans la nuit du 3 au 4 août, c'est le bras droit qui est envahi, et la douleur est violente au coude et à l'épaule.

Le lendemain, le bras gauche est pris et de même que dans le bras droit, le coude et l'épaule sont les articulations les plus douloureuses.

En même temps le malade a de la fièvre, des sueurs abondantes et de l'inappétence.

Traitement. — Salicylade de soude 7 gr.

Il suit ce traitement pendant huit jours et n'en ressent pas une amélioration notable. Il éprouve de plus des bourdonnements d'oreilles.

On interrompt l'administration du salicylate le 13 août.

Jusqu'à cette époque la fièvre était assez modérée, elle ne dépassait jamais le soir 39°, et quelques dixièmes. Les symptômes étaient restés les mêmes pendant les cinq à six premiers jours, mais la température augmentait sensiblement et progressivement tous les jours.

Le délire vient compliquer la situation dans la nuit du 11 au 12. Ce délire était calme, caractérisé par des rêvasseries sans essai de se lever ou de sortir de son lit.

Temp. 11 : S. 40°,2.

Temp. 12 : M. 39°,8. — S. 40°.

13. — Le malade a encore déliré pendant la nuit. Délire toujours calme.

On supprime le salicylate de soude et on ordonne un bain froid, mais à peine le malade est-il plongé dans le bain qu'on est obligé de le retirer aussitôt ; il asphyxiait. On ajoute une potion à la teinture de digitale.

Temp. M. 39°,8. — S. 39°,4.

14. — Le bain a eu pour effet de faire diminuer la température hier soir de quelques degrés. Mais il est impossible de lui en prescrire un nouveau puisqu'il ne peut supporter ce genre de médication. Le délire a toujours continué encore semblable à celui des nuits précédentes.

L'état général du malade n'est pas mauvais.

Temp. M. 39°,8. — S. 40°,2.

Épanchement pleurétique à la base des deux poumons surtout à gauche. Cependant le malade ne s'est pas plaint de dyspnée jusqu'à ce jour. A partir de cette époque point de côté, toux et oppression.

On entend à la base du cœur un souffle au premier temps. Rien à la pointe. La fièvre est très forte surtout le soir. Le malade a parlé encore cette nuit ; ce délire doit être rattaché à l'hyperpyrexie.

Temp. M. 39°,8. — S. 41°.

16. — Le délire a été un peu plus violent, sans être toutefois excessif. Même état qu'hier.

17. — Temp. : M. 39°,6. S. 39°,8. Il n'y a pas eu de délire. La nuit entière a été calme.

A partir de cette époque le délire ne paraît plus. Le malade reste encore longtemps à l'hôpital, retenu par ses complications cardiaques et pulmonaires dont nous n'avons pas l'intention de suivre les péripéties. Nous arrêterons là cette observation qui ne présente plus rien d'intéressant pour nous puisque le délire n'a plus reparu, et nous dirons seulement qu'à partir du 26 les jointures allaient beaucoup mieux et qu'il sortait de l'hôpital vers le 18 septembre complètement guéri.

Observation VI (personnelle).

Service de M. le Dr Lecorché (Suppléé par M. le Dr Cuffer).
Maison municipale de santé.

Theisen Théodore, âgé de 51 ans, entré le 21 juillet 1881, chambre 6, lit n° 1, 3e Hommes.

Cet homme, d'une constitution athlétique et d'une vigueur extraordinaire, a ressenti quelques douleurs le 12 juillet dernier. Ces douleurs sont survenues à la suite d'un refroidissement. Le malade, en portant une caisse, était en transpiration lorsqu'il s'est fait mouiller par un orage. Dès le lendemain il est atteint de douleurs articulaires et il envoie chercher un médecin qui lui conseille d'entrer à la Maison municipale de santé.

Nous le voyons pour la première fois le vendredi 22 juillet.

Pas d'antécédents de rhumatisme dans sa famille. Pas de blennorrhagie. Pas d'alcoolisme. Il boit bien quelquefois la goutte le matin, mais rarement.

Il y a dix-huit ans, il a eu une première attaque de rhumatisme beaucoup plus forte que celle dont il souffre actuellement. Toutes les jointures ont été prises et il est resté près de deux mois malade. Il n'a jamais eu d'affection cardiaque.

État actuel. — Le deux pieds, les deux genoux sont le siège de douleurs et de gonflement. Les deux poignets sont pris. Pas de céphalalgie. La fièvre n'est pas très vive ; les sueurs ne sont pas très abondantes. Le cœur n'a rien, les plèvres sont saines, il y a quelques râles disséminés dans les poumons.

Traitement. — Salicylate de soude 4 gr.

Le lendemain et le surlendemain n'apportent aucun changement dans l'état du malade. La fièvre reste modérée et les nuits sont calmes sans aucune agitation. Le traitement est continué.

Dans la nuit de dimanche à lundi, le malade est pris de délire vers onze heures du soir. Dans la soirée de dimanche il avait noté une certaine lourdeur de tête et il avait remarqué qu'il lui avait été impossible de s'endormir à son heure ordinaire; enfin à partir de onze heures le malade est pris de délire.

Il nous raconte que, n'ayant plus d'eau dans sa carafe et étant tourmenté par la soif, il s'est levé pour remplir sa carafe. « Si j'avais su ce que je faisais, certainement je n'y serais pas allé, nous dit le malade ; car je suis allé à l'office pieds nus, j'ai marché dans l'eau sans songer à mes douleurs ni au mal que pouvait me procurer cette imprudence. »

Il rentre dans sa chambre où il se recouche. Là il s'endort, mais son sommeil est agité et de temps en temps d'après les deux autres malades couchés dans la même chambre il pousse des cris, il rit, il chante, il parle arabe et il prononce très souvent le mot de « Mahomet. »

Le malade le lendemain matin nous explique ce rêve qu'il se rappelle très bien et qui a duré jusqu'à trois heures du matin.

Il voyait dans un coin de la chambre un nègre enfermé dans une armoire. Ce nègre se disputait avec lui, et comme notre malade a été soldat en Afrique, il pouvait lui parler arabe, et, ne sachant pas son nom, il l'appelait Mahomet en se moquant de lui.

La température est prise dans la crainte que quelque complication ne vienne à se montrer. Le salicylate est supprimé.

Température : M. 37°,1. — S. 37°,6.

Tel est le délire de ce malade. Délire gai, loquace, mais ne présentant rien du rêve de l'alcoolique tourmenté par des visions effrayantes.

Mardi matin. — La journée de lundi s'est bien passée. Le délire n'a pas reparu dans la nuit et le malade se porte bien.

M. 36°,8. — S. 37°,4.

Mercredi matin. — Le malade va bien. Le délire n'a pas reparu. Il se plaint cependant d'un certain étouffement, mais rien n'explique cette sorte de dyspnée ; rien au cœur, rien au poumon.

Le salicylate est repris à plus faible dose.

Les jours suivants, le malade continue à mieux aller, les douleurs disparaissent complètement et il peut se lever dans la chambre à partir du dimanche suivant.

Quelques jours après il sort tout à fait guéri.

Observation VII (Personnelle).

Service de M. Gérin-Roze. Hôpital Tenon.

Le nommé X... maçon, âgé de 28 ans, entré le 4 avril 1879. Salle Lelong. Lit n° 9.

Ce malade n'a jamais eu de douleurs articulaires. Il souffre depuis cinq jours. Petit frisson au début. Il a été obligé de se mettre au lit le 1er avril.

Etat actuel.— Constipation, soif, inappétence. Douleurs et gonflement aux deux genoux, plus marqués du côté droit, aux articulations tibio-tarsiennes, aux orteils, aux articulations de la main et de l'épaule gauche.

Toux ; à l'auscultation on note la présence de nombreux râles sous-crépitants et muqueux aux deux bases.

Le malade a en outre une orchito-vaginalite secondaire à une blennorrhagie. Son méat est rouge ; néanmoins par la pression sur le canal il est impossible de faire sortir une goutte de pus.

La pression sur la fosse iliaque droite est douloureuse. Pas d'épistaxis.

5 avril. — Pendant la nuit le malade s'est levé il a eu un délire calme revenant par moments. La face est rouge ; il n'a ni la pâleur des téguments, ni les sueurs si ordinaires chez les rhumatisants.

Traitement.— Sulfate de soude 40 gr., tartre stibié 10 centig.

6. — Même délire calme la nuit ; le malade ne s'est pas levé. Le purgatif l'a fait aller très abondamment à la selle ; il a même gâté, il n'a pas eu de vomissements.

Traitement. — Salicylate de soude 6 gr.

7. --- Les douleurs ont diminué. Même délire la nuit.

8. — Souffle à la pointe et au premier temps.

9. — Le souffle de la pointe est très intense. Le délire a cessé.

Traitement. — Trois cautères à la région du cœur.

14. — Au lieu de râles très abondants aux deux bases, on trouve à droite des râles moins abondants et à gauche de la matité dans le tiers inférieur du poumon et dans les points correspondants une respiration soufflante avec quelques gros râles ronflants.

Traitement. — Vésicatoire à la base gauche.

15. — Même état.

17. — Plus de souffle. Râles abondants des deux côtés.

20. — Les râles diminuent beaucoup. Douleurs vagues de temps en temps durant un jour ou deux dans les différentes articulations.

Le malade commence à se lever.

28. — Même état. Douleurs dans le poignet gauche.

6 mai. — Le malade part pour Vincennes.

Imp. A. Derenne, Mayenne. — Paris, boulevard Saint-Michel, 52.

Imp. A. Derenne, Mayenne. — Paris, boulev. Saint-Michel, 52.

www.ingramcontent.com/pod-product-compliance
Lightning Source LLC
LaVergne TN
LVHW050432160826
845677LV00002BA/675

* 9 7 8 2 3 2 9 6 7 5 9 9 2 *